Per als meus fills: Àlvaro, Gonzalo i Rodrigo
D'ells he recuperat l'essència de la infantesa:
il·lusió, alegria, felicitat, frescor, creativitat,
imaginació i amor, molt amor.

Gràcies per donar-me tant

Primera edició: febrer 2016, Barcelona

© Autora, Cristina García García

© Il·lustradora, Cristina García García

ISBN: 978-1523909711

Disseny de cobertes, Cristina García García

Contacte: emotionsintelligent@gmail.com

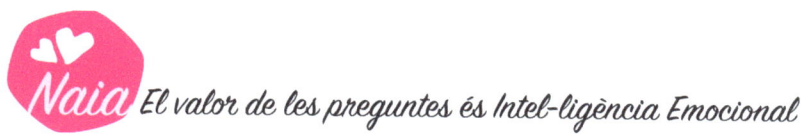

El valor de les preguntes és Intel·ligència Emocional

Col·lecció : Naia Pregunta

Llibre: Naia i la fruita

Estem massa acostumats a acceptar com a coneixement propi, allò que els altres ens diuen.

Des de la nostra infància el sistema d'aprenentatge és: escoltar i repetir idees i conceptes que altres persones creuen a bé ensenyar.

La col·lecció "Naia Pregunta", es basa en el concepte de l'auto aprenentatge a través de les preguntes.

De forma única i personal cada nen buscarà la resposta en el seu interior. Coneixements emmagatzemats i adquirits, en gran majoria de forma inconscient, a través de l'observació i les vivències experimentades fins aquest moment.

En buscar les respostes, farà un exercici de revisió interna: associarà idees, realitzarà les seves pròpies valoracions, romandrà atent als seus descobriments, etc…

La col·lecció "Naia pregunta", pretén ser un punt de partida, una petita ajuda per despertar en aquestes ments prodigioses la satisfacció d'aprendre per un mateix.

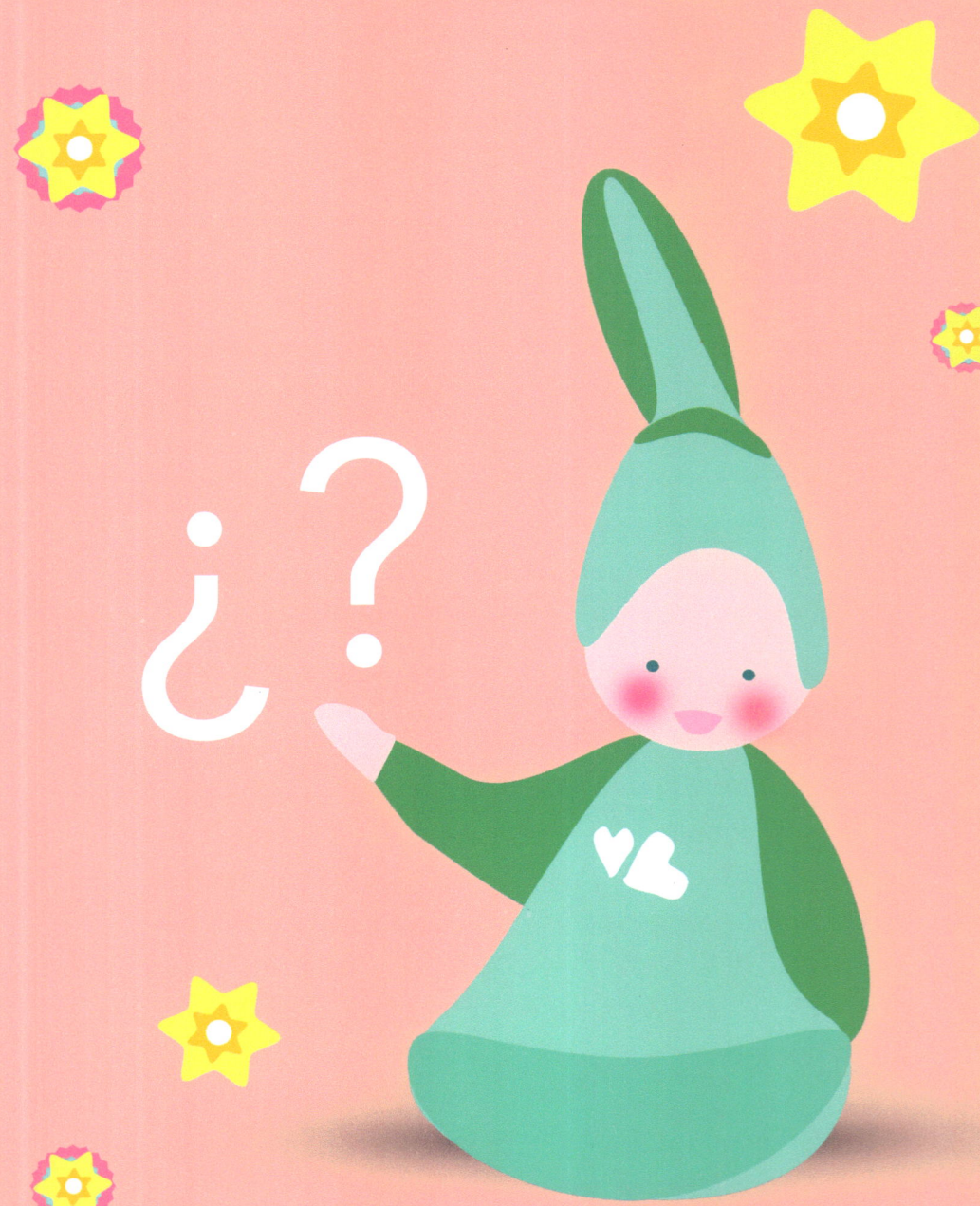

Hola!, sóc NAIA, la fada que tot ho pregunta. M'encanta preguntar! De les preguntes aprenc un munt, fins i tot amb les preguntes que jo mateixa em faig.

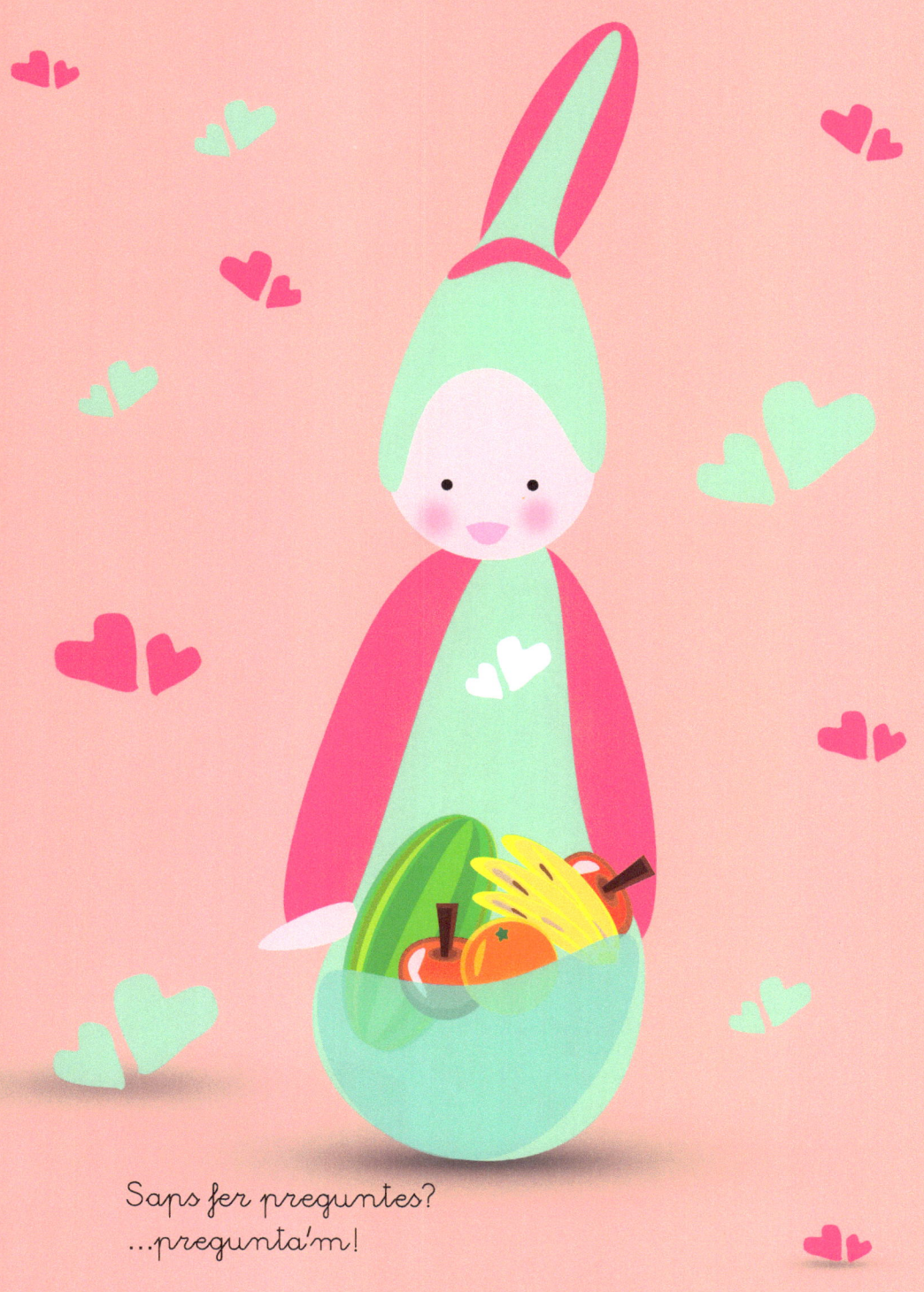

Saps fer preguntes?
...pregunta'm!

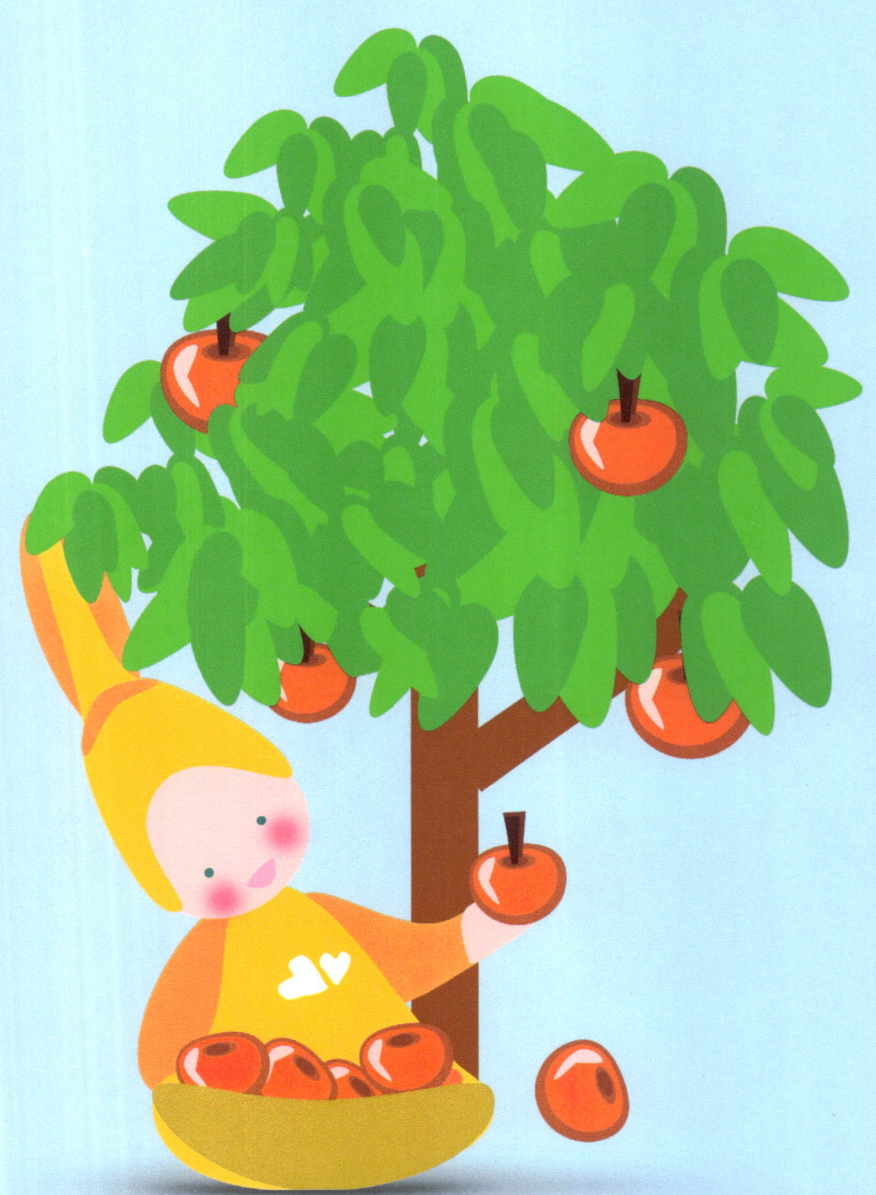

Què veus? T'agrada aquesta fruita? Com es
diu?
Quina sensació tens quan la mossegues?, i
quan la mastegues?, prova-ho!

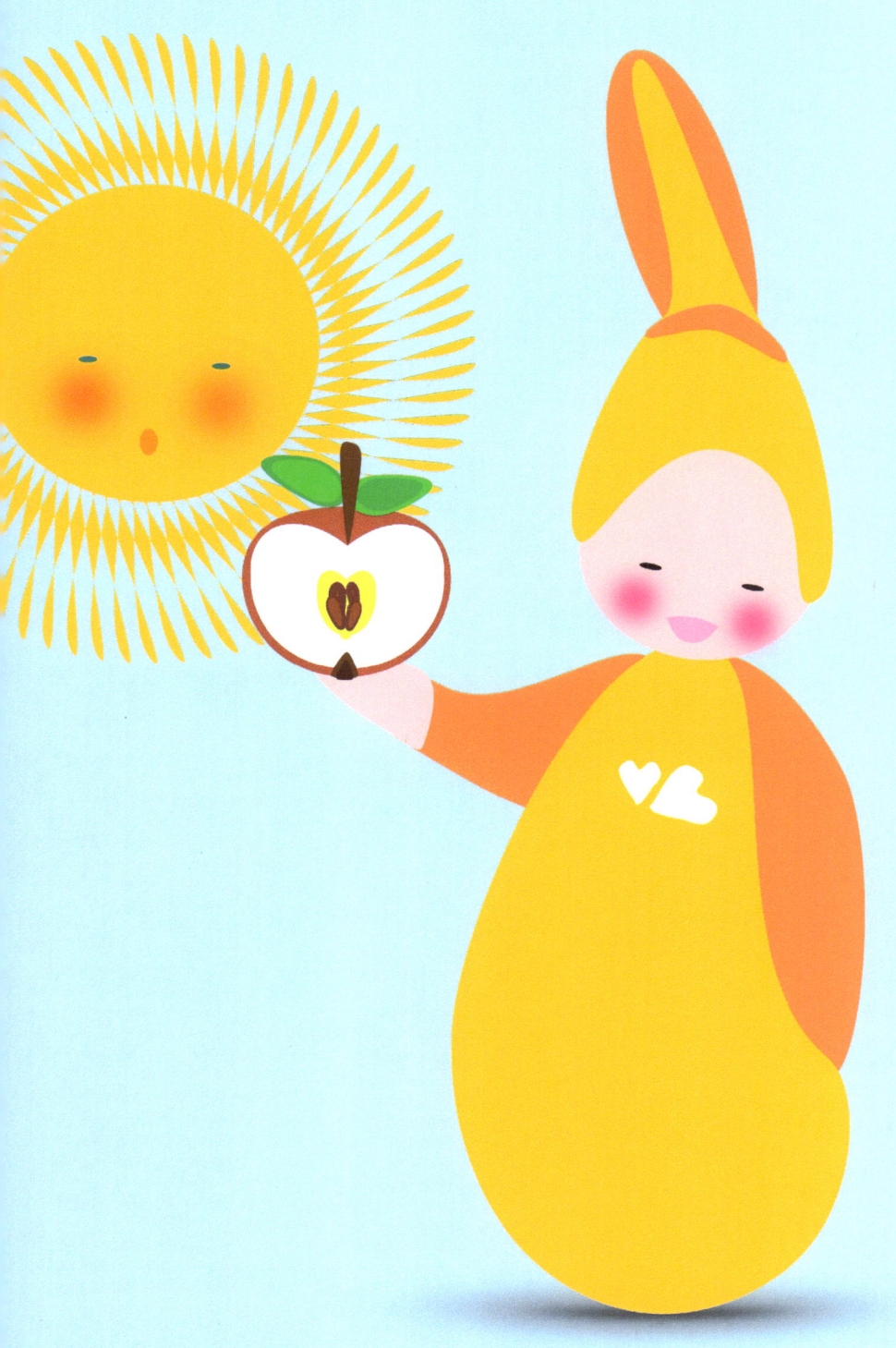

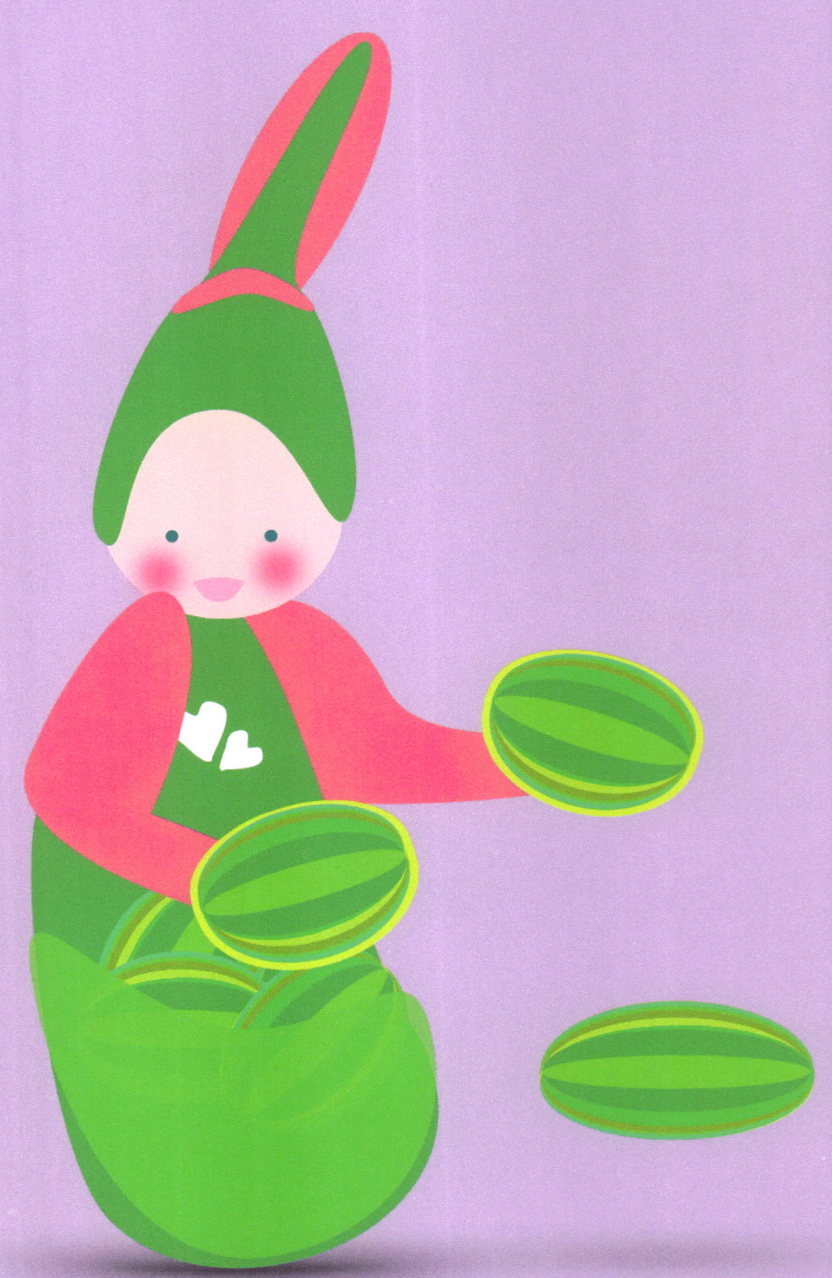

Et sembla una fruita que pesa molt?
tant com una pilota de futbol?
Com el calaix de joguines de la teva habitació?
Pesa com?

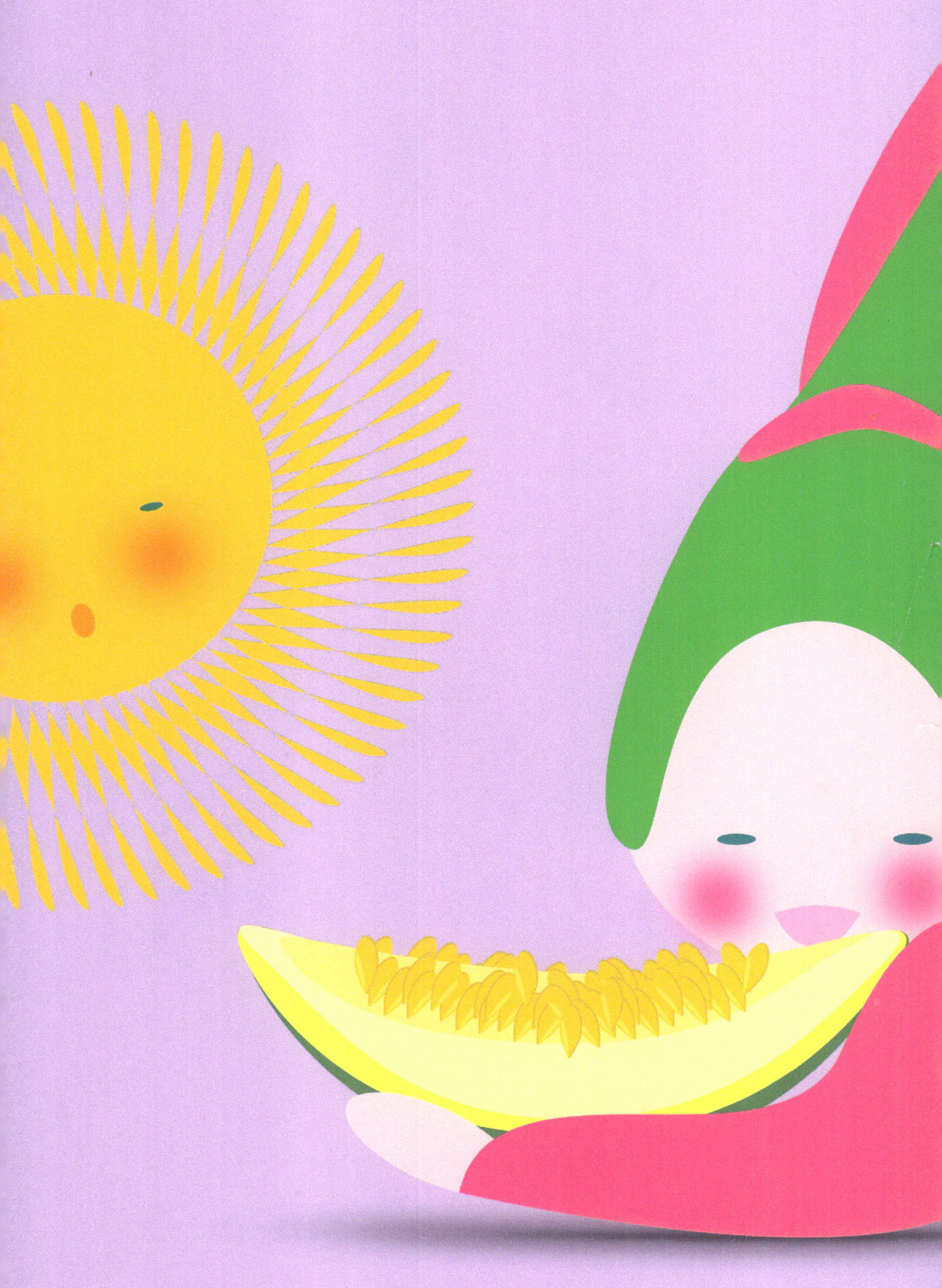

11

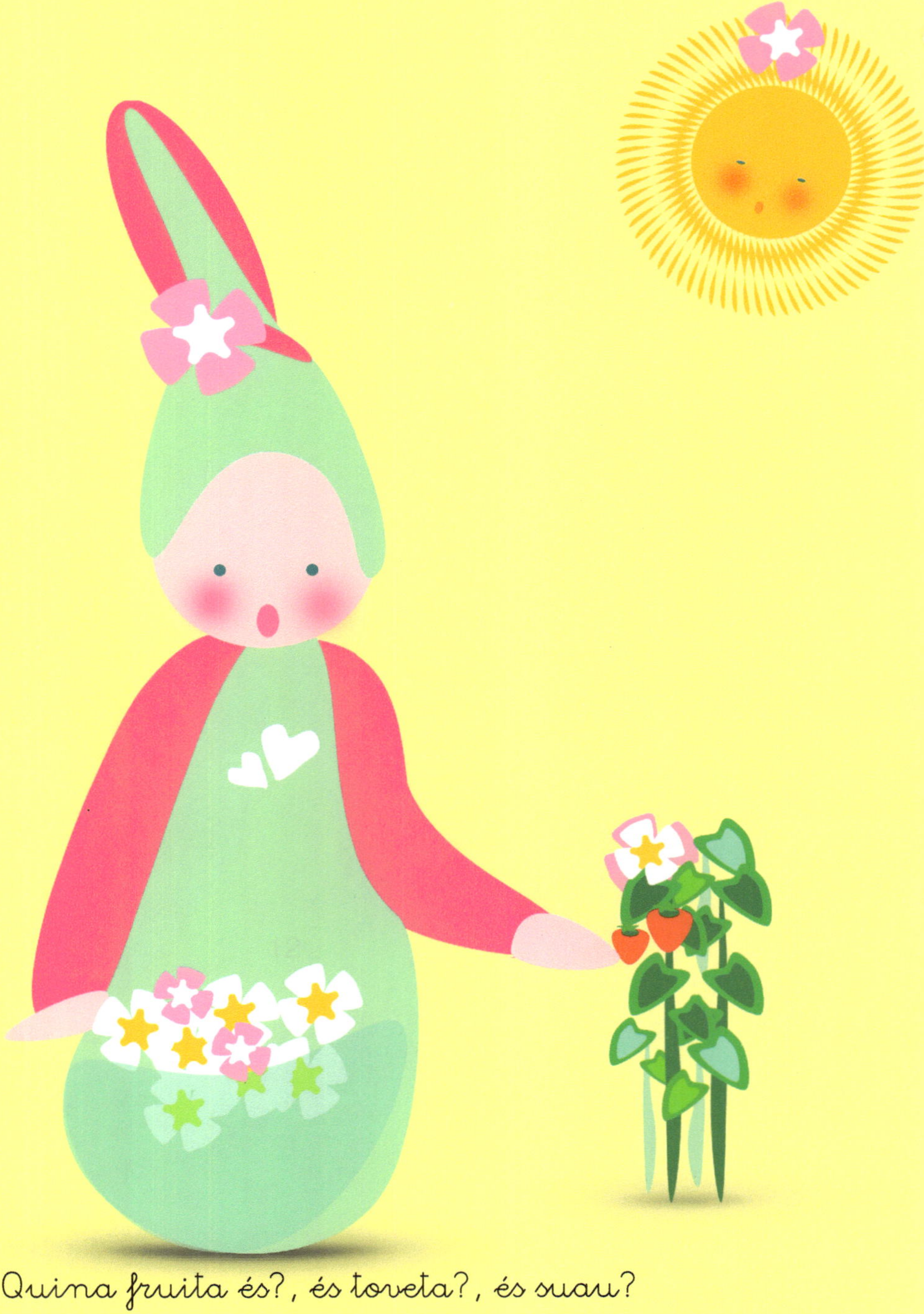

Quina fruita és?, és toveta?, és suau?
Com les abraçades de la mamà?, com les
abraçades dels avis?, com les abraçades del
teu peluix preferit?

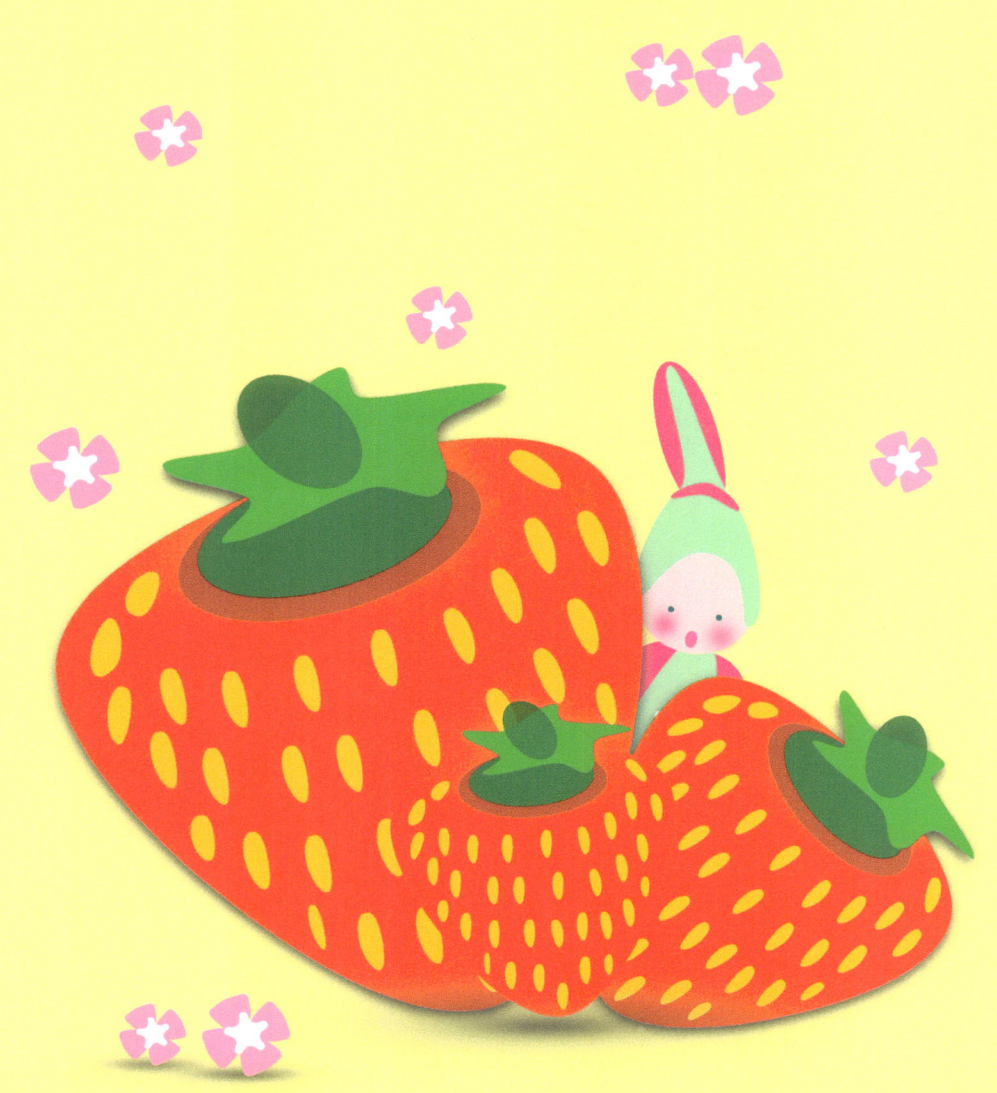

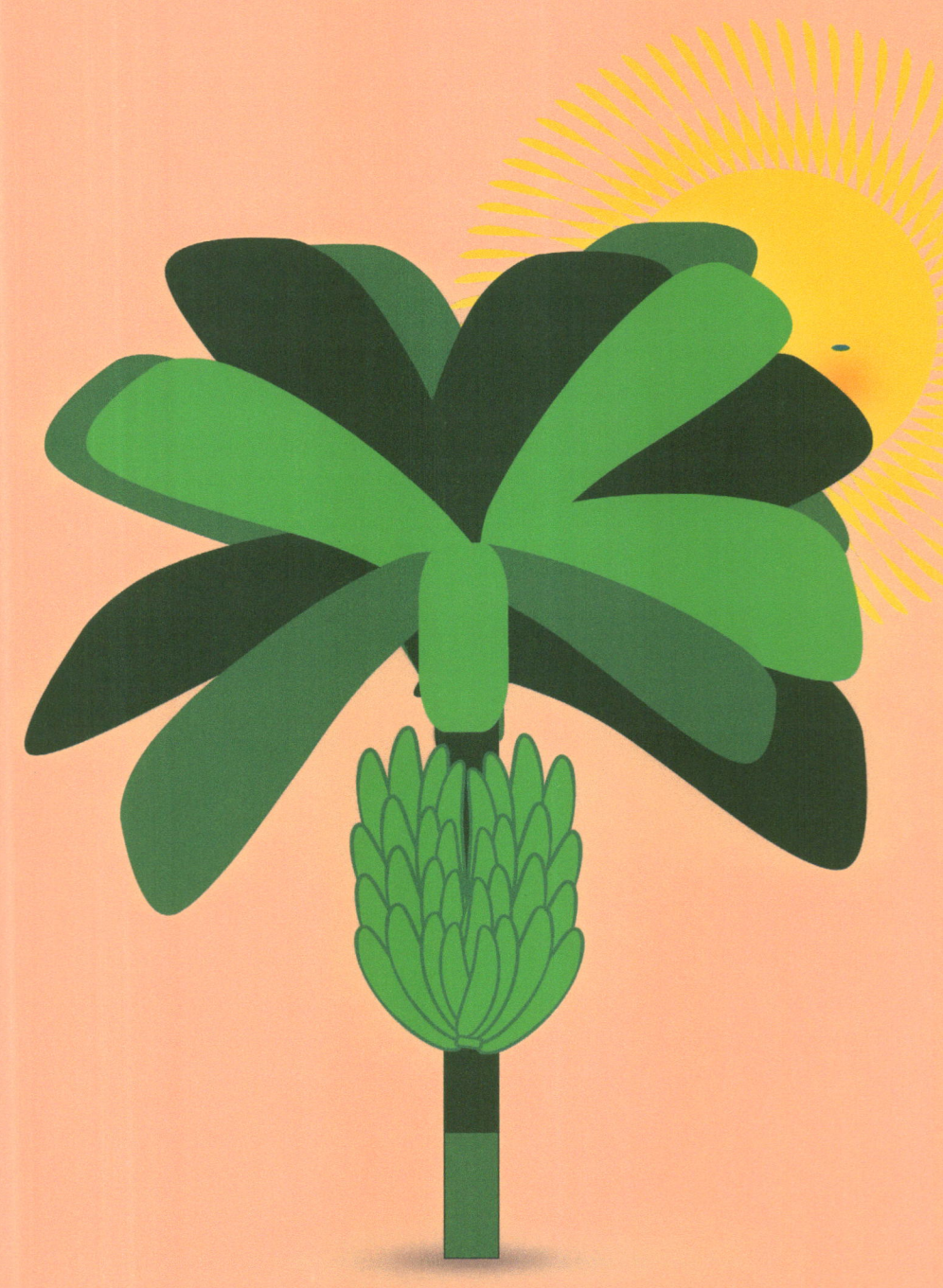

Saps quina planta és?, Quin és el seu fruit?
Has après a pelar-ho?, com t'ho menges?
T'agrada?, per què?

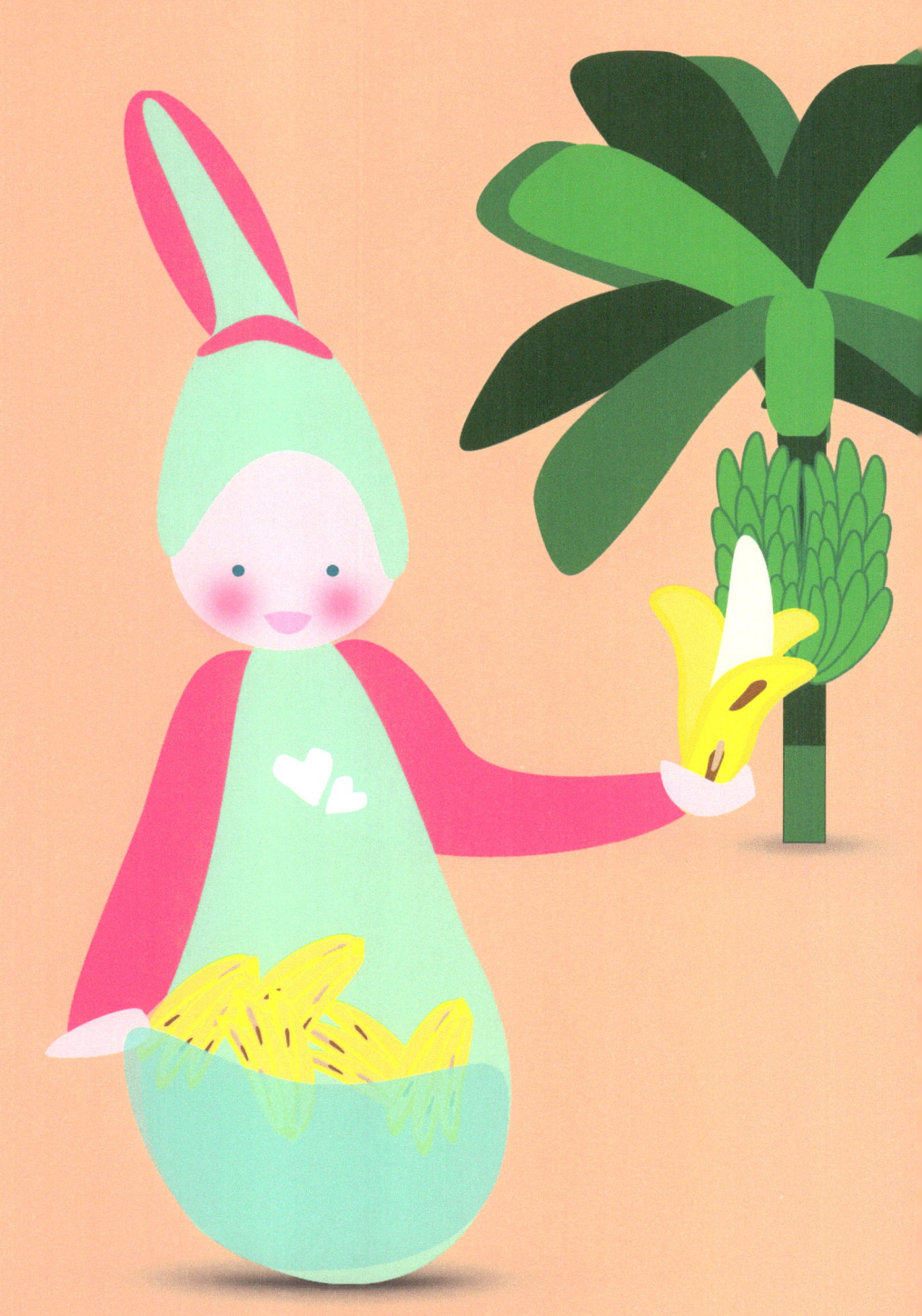

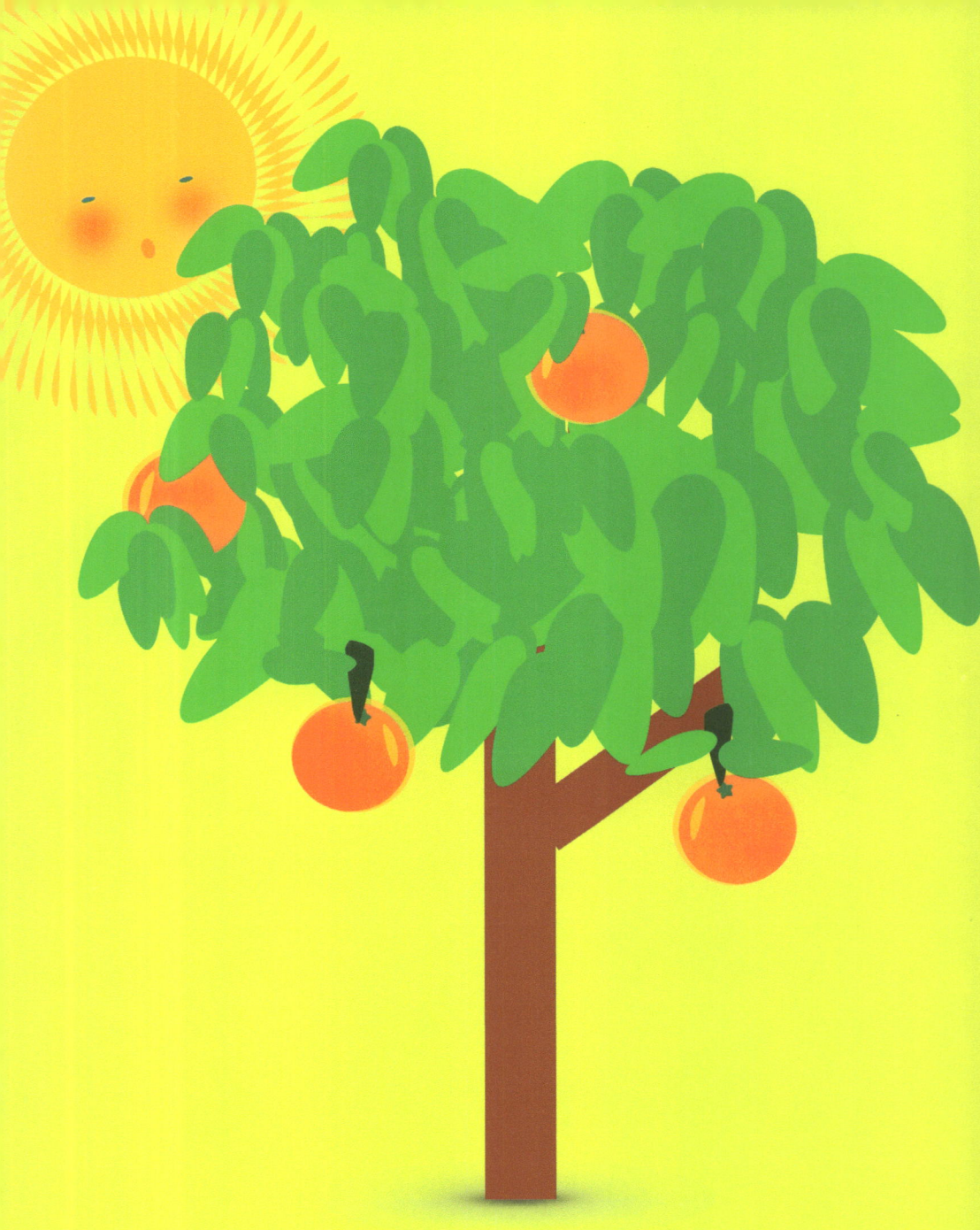

T'agrada la seva olor?, a què et recorda?
T'agrada el seu color?
Amb qui la compartiries?

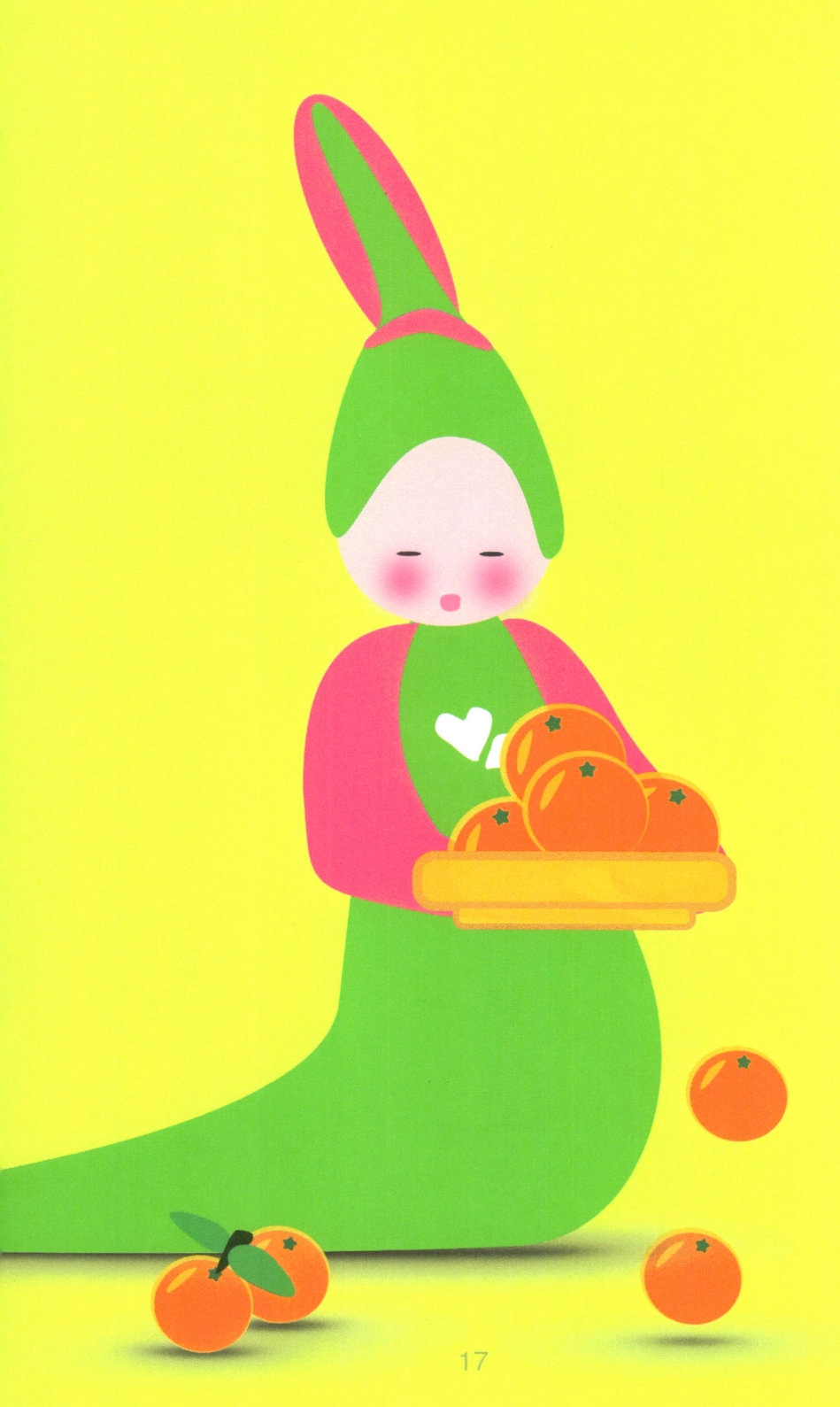

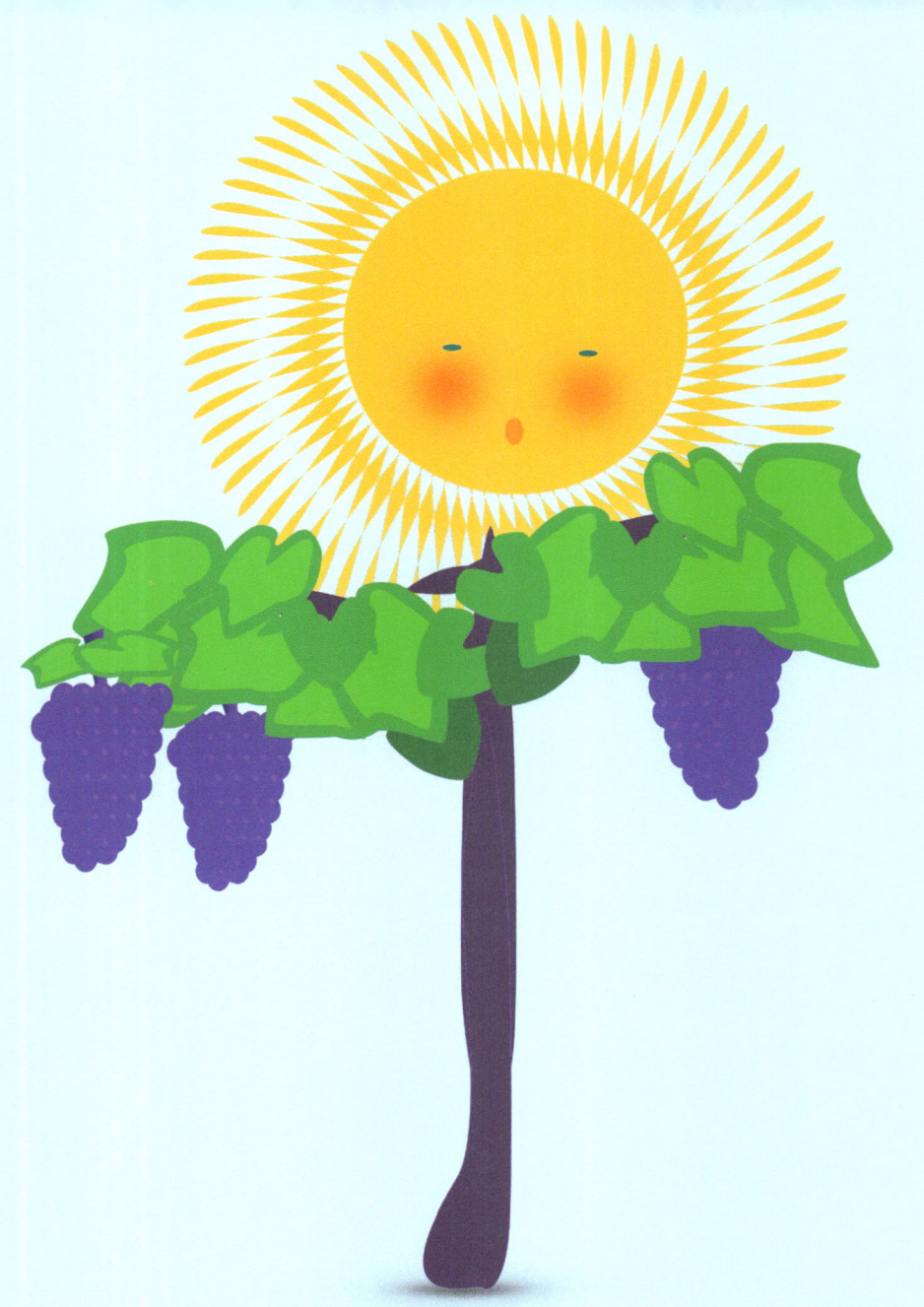

Et sembla una fruita divertida?
Quins altres colors pot tenir?
És dolç com els petonets del papa?,
com els petons de la tieta?

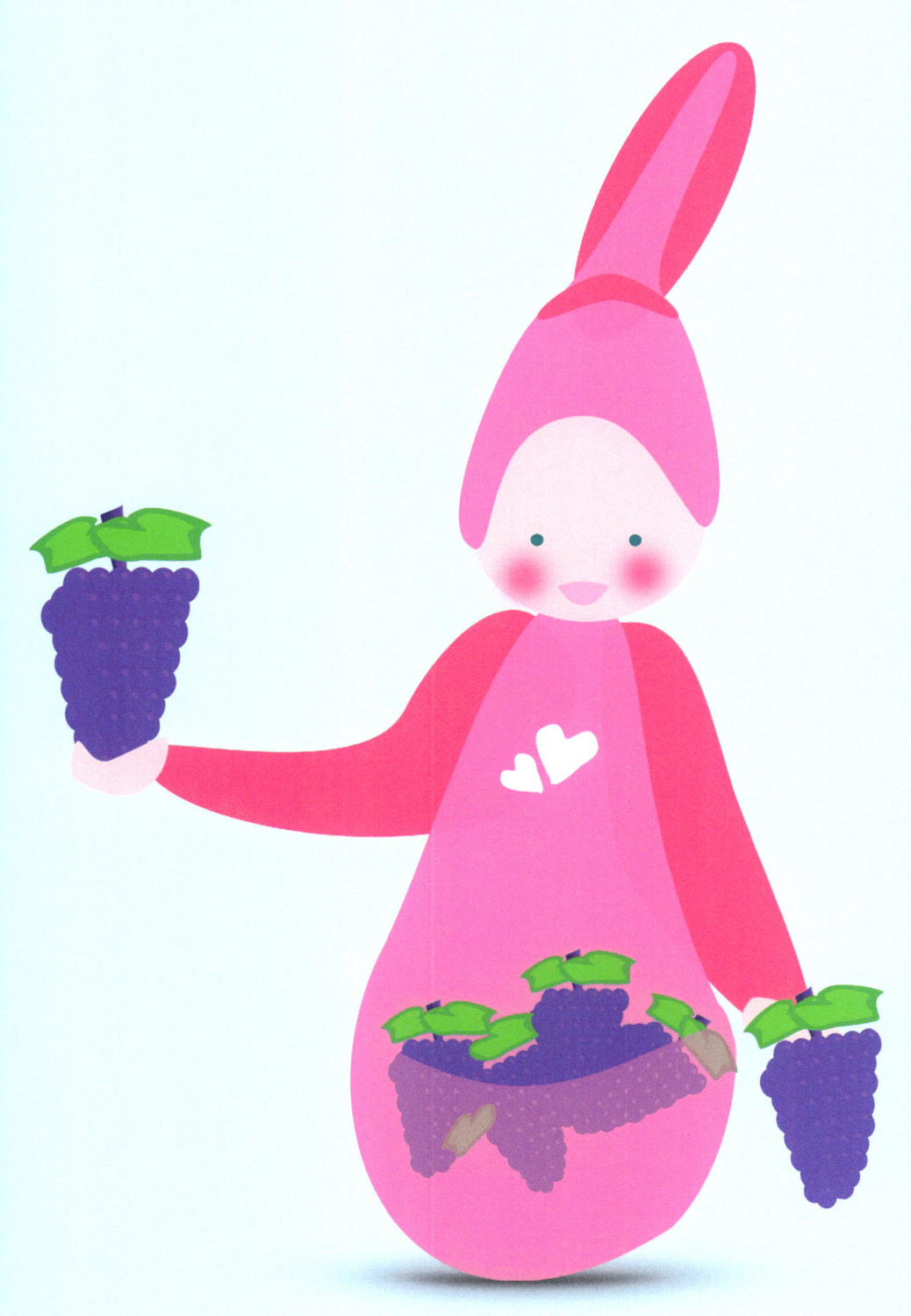

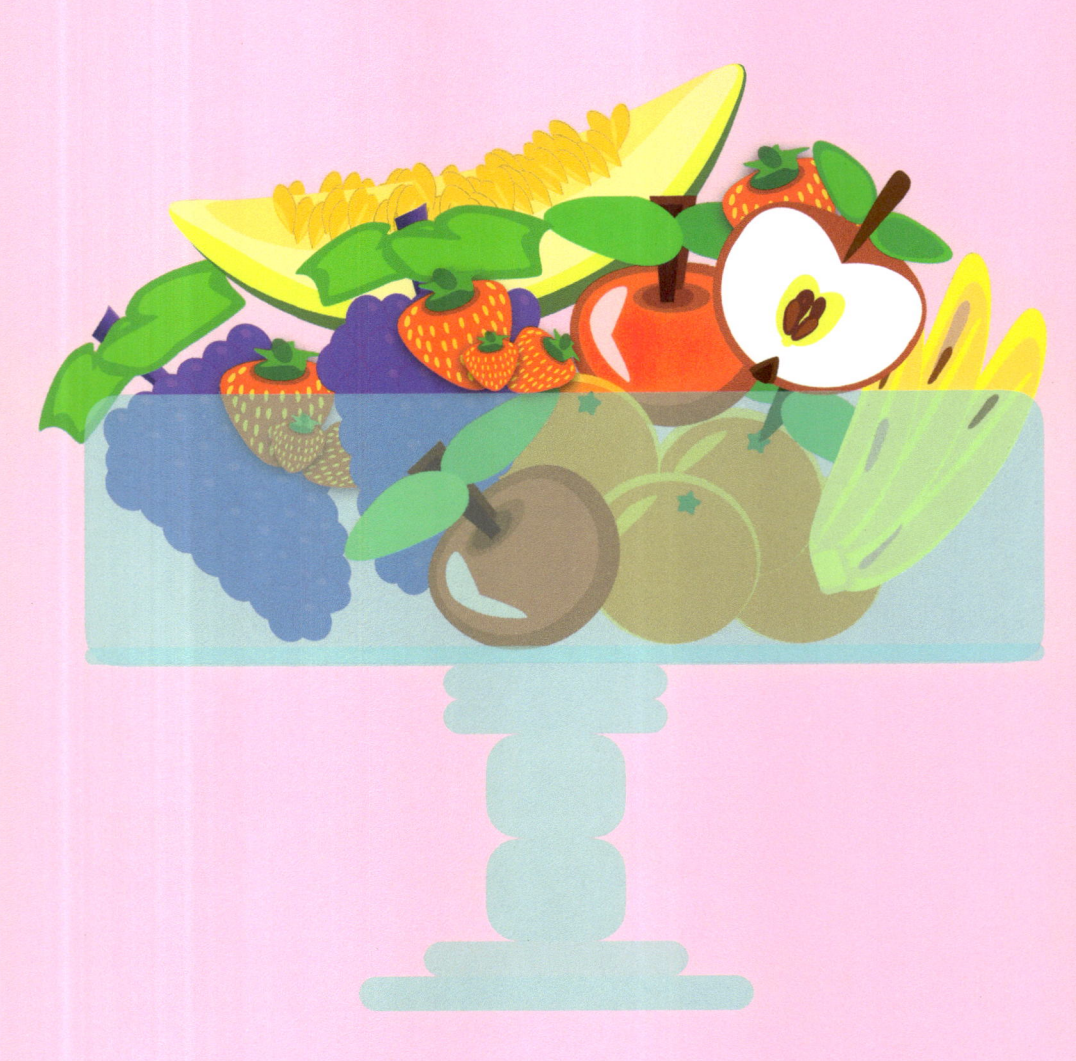

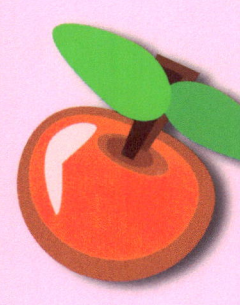

Quina pell tan suau!
Quin suc tan dolç!

Omple la panxeta
Refresca la teva boqueta a la
primera mossegada

La reina dels sucs
La incansable lluitadora contra el
refredat

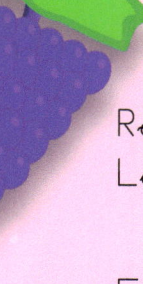

Refrescant i hidratant
La meva favorita de l'estiu

Energia de gom a gom
Genial per fer esport!

Quina fruita és?

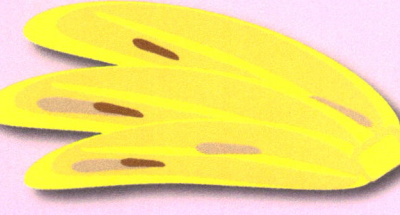

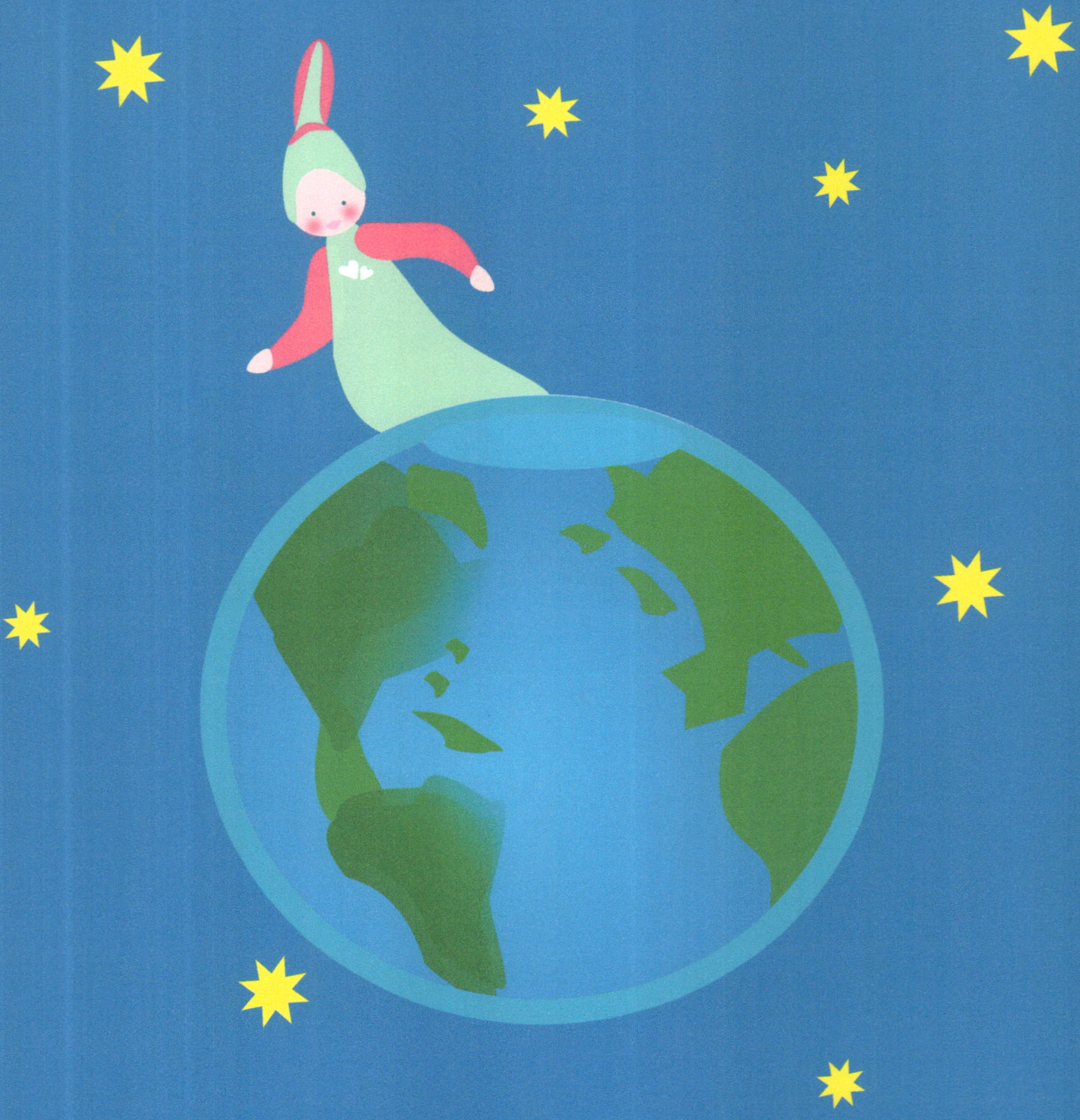

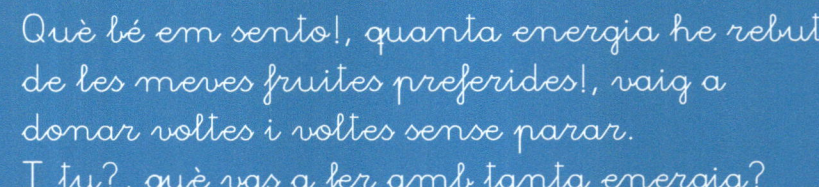

Què bé em sento!, quanta energia he rebut
de les meves fruites preferides!, vaig a
donar voltes i voltes sense parar.
I tu?, què vas a fer amb tanta energia?

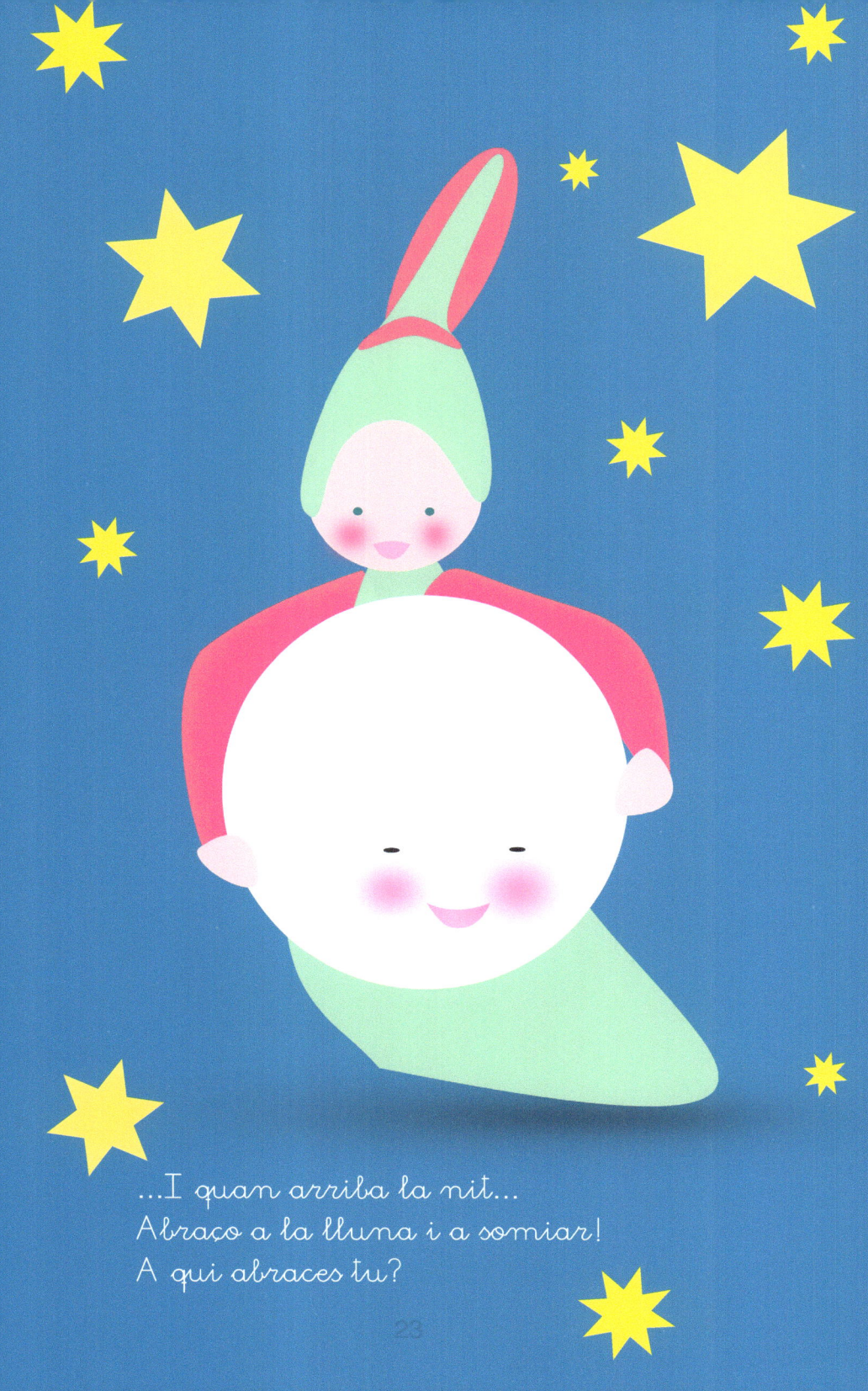

...I quan arriba la nit...
Abraço a la lluna i a somiar!
A qui abraces tu?